LANGLEBIGKEIT

LANG LEBEN UND DIE

LEBENSERWARTUNG

VERLÄNGERN

Was Sie nach
wissenschaftlichen Erkenntnissen
tun können um länger zu leben

Sofie Bakken

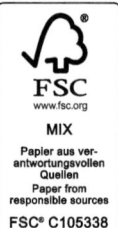

Impressum

Bibliografische Information der Deutschen Nationalbibliothek:
Die Deutsche Nationalbibliothek verzeichnet diese Publikation in
der Deutschen Nationalbibliografie; detaillierte bibliografische Daten sind im Internet über http://dnb.dnb.de abrufbar.

© 2021 Sofie Bakken

Herstellung und Verlag: BoD – Books on Demand, Norderstedt

ISBN: 978-3-7543-9623-0

LANGLEBIGKEIT

LANG LEBEN UND
DIE LEBENSERWARTUNG VERLÄNGERN

Was Sie nach
wissenschaftlichen Erkenntnissen
tun können um länger zu leben

Sofie Bakken

INHALTSVERZEICHNIS

HAFTUNGSAUSSCHLÜSSE

Obwohl die Autorin alle Anstrengungen unternommen hat, um sicherzustellen, dass die Informationen in diesem Buch zum Zeitpunkt der Drucklegung korrekt waren, übernimmt der Autor keine Haftung für Verluste, Schäden oder Störungen, die durch Fehler oder Auslassungen verursacht wurden, unabhängig davon, ob diese Fehler oder Auslassungen auf Fahrlässigkeit, Unfälle oder andere Ursachen zurückzuführen sind, und lehnt diese hiermit ab.

Dieses Buch ist nicht als Ersatz für den medizinischen Rat von Ärzten gedacht. Der Leser sollte in Angelegenheiten, die seine Gesundheit betreffen, regelmäßig einen Arzt konsultieren, insbesondere bei Symptomen, die eine Diagnose oder medizinische Behandlung erfordern.

EINLEITUNG

Das mittlere Alter ist ein sehr heikler Abschnitt im Leben eines Menschen. Auf der einen Seite ist man voll erwachsen und hat das Gefühl, die Herausforderungen des Lebens viel besser bewältigen zu können. Andererseits wird man ängstlich über das, was auf einen zukommt. Man beginnt sich vorzustellen, wie sich das Alter anfühlen könnte, und die Realität des Todes wird deutlicher als je zuvor.

Aber was ist, wenn das "mittlere Alter" nach Ihrer Meinung in der heutigen Zeit nicht wirklich das mittlere Alter ist? Was wir damit sagen wollen, ist, dass Sie sich vielleicht schon früher Sorgen machen, als Sie es sollten. Dank der modernen Wissenschaft und Technologie ist es heute möglich, länger zu leben als die vorherigen Generationen.

Die Fortschritte in der Wissenschaft haben unser tägliches Leben maßgeblich beeinflusst. Ob es um die ferngesteuerte Bedienung von Elektronik geht oder darum, virtuell mit Menschen auf der ganzen Welt verbunden zu sein - die Veränderung ist außergewöhnlich.

Niemand hätte sich den heutigen Lebensstandard vor ein paar Jahrzehnten vorstellen können!

Außerdem scheint der Fortschritt in naher Zukunft ungebremst weiterzugehen. Die Wissenschaft entwickelt sich rasant weiter und schafft ständig neue Möglichkeiten. Es fühlt sich fast so an, als würde eine neue Welt entstehen, voller bisher unvorstellbarer Möglichkeiten.

Eine solche Möglichkeit ist, dass der Mensch länger lebt. Basierend auf vergangenen Daten und Forschungen finden Experten neue und innovative Wege, um die menschliche Lebensspanne zu verlängern. Sie arbeiten kontinuierlich daran, ein Heilmittel für tödliche Krankheiten und altersbedingte Zustände zu finden.

Langlebigkeit ist für viele Menschen ein relativ neues Konzept. Es wird immer noch nicht so häufig diskutiert, wie es sein sollte. Tatsächlich kommt vielen der Gedanke, etwas für die Verlängerung der Lebenszeit zu tun, erst dann, wenn sie mit einer potenziell lebensbedrohlichen Krankheit diagnostiziert werden. Aber man sollte nicht bis zu diesem

Punkt warten, um sich um kleine Details zu kümmern, die einen langen Weg zur Erhaltung einer gesunden Gesundheit gehen können.

In der Wissenschaft ist das Konzept der Langlebigkeit besser bekannt als Lebensverlängerung. Der Begriff bezieht sich auf alle medizinischen und technologischen Lösungen, die einem Individuum helfen, mehr Jahre am Leben zu verbringen, als es bisher möglich war. Die Fortschritte in dieser Hinsicht sind bemerkenswert, aber wenn man nach den Aussagen der Wissenschaftler geht, haben wir noch einen langen Weg vor uns.

Der folgende Text beginnt mit der Verknüpfung der Theorie der Lebensverlängerung mit der modernen Wissenschaft. Nachdem er die verschiedenen Standpunkte verschiedener Wissenschaftler berührt hat, geht er zu den praktischen Schritten über, die (laut Wissenschaft) Ihre Lebensspanne verlängern. Zum Schluss werden einige nicht ganz so wissenschaftliche Möglichkeiten diskutiert, die Sie gesund halten und Ihnen letztendlich helfen, länger zu leben.

Es ist recht ermutigend zu wissen, dass Wissenschaftler an Dingen interessiert sind, die einen Mehrwert für das Leben der Allgemeinheit darstellen. Natürlich ist ein gewisses kapitalistisches Element im Spiel, aber der letztendliche Nutzen von lebensverlängernden Maßnahmen kommt den alten und ungesunden Menschen zugute. Es ist also definitiv eine gute Nachricht für die kommenden Generationen.

LEBENSERWARTUNG UND MODERNE WISSENSCHAFT

Ein paar Dinge im Leben sind vom Universum vorherbestimmt. Manche nennen es Schicksal, andere haben ausgeklügelte wissenschaftliche Erklärungen für solche Ereignisse. So oder so, man muss zugeben, dass bestimmte Aspekte des Lebens außerhalb unserer Kontrolle liegen.

Dazu gehören unser körperliches Aussehen, unsere Blutsverwandtschaft, der Zeitpunkt unseres Todes usw. Ein paar Jahrzehnte früher hätte jeder einfach zugegeben, dass man an all dem nichts ändern kann und sein Leben in dem Glauben gelebt, dass er/sie hilflos ist. Nun, es ist eine Sache, sich dem Schicksal zu fügen, aber es sollte für niemanden der Grund für Verzweiflung sein.

In letzter Zeit hat sich an dieser Einstellung zum Schicksal etwas geändert. Um es einfach auszudrücken: Das Aufkommen der modernen Wissenschaft hat den Menschen die Möglichkeit gegeben, etwas gegen die Dinge zu tun, die sie unglücklich machen. Sie hat ihnen die Wahl gelassen zwischen hilfloser Kapitulation und der Möglichkeit, die Dinge selbst in die Hand zu nehmen.

"Wahlmöglichkeit" ist ein ermächtigendes Wort. Es gibt Ihnen das Gefühl, die volle Kontrolle über die Angelegenheiten zu haben. Es ist eine befriedigende Vorstellung, entscheiden zu können, was man im Leben wünscht.

Es liegt in der menschlichen Natur, die Ergebnisse aller Situationen kontrollieren zu wollen. Die meisten unserer Ängste rühren von dem Gefühl der Unsicherheit her. Wir können einfach nicht damit umgehen, nicht zu wissen, was in der Zukunft passieren wird.

Unnötig zu sagen, dass dies gegen die Natur des Universums verstößt. Unser Leben ist mit einer Mischung aus Gewissheiten und Geheimnissen gestaltet. Die Geheimnisse wissen zu wollen, wird uns nicht gut tun und uns nur frustriert zurücklassen.

Früher im Text haben wir ein paar Dinge erwähnt, die außerhalb unserer Kontrolle liegen. Aber wir haben auch erwähnt, wie die

Wissenschaft den Weg für Ausnahmen geebnet hat, die gemacht werden können. Lassen Sie uns versuchen, diese Beispiele besser zu verstehen, indem wir sie separat kategorisieren.

Manche Dinge gehören zu den Lebensbereichen, die die Wissenschaft komplett verändert hat. Und zwar in einem Maße, dass es sich fast so anfühlt, als lägen sie in unserer Kontrolle und seien kein Schicksalsschlag. Nennen wir solche Dinge das, was für die moderne Wissenschaft 'machbar' ist.

In der heutigen Zeit ist zum Beispiel Ihr körperliches Aussehen etwas, das Sie mit wissenschaftlichen Methoden komplett verändern können. Wenn Sie Ihre Zähne nicht mögen, können Sie eine Zahnspange bekommen, um sie zu richten. Wenn Sie mit Ihrem Gewicht unzufrieden sind und keine Motivation haben, zu trainieren, können Sie Ihren Körper durch chirurgische Eingriffe straffen. Alles in allem gibt es eine Lösung für all Ihre Probleme mit dem körperlichen Erscheinungsbild gemäß der modernen Wissenschaft.

Dann gibt es die "Unmöglichkeiten" selbst für die moderne Wissenschaft. Diese zweite Kategorie ist nicht so flexibel wie die erste, die wir besprochen haben. Es gibt Dinge, gegen die selbst die moderne Wissenschaft hilflos ist, und das ist es, was uns die Akzeptanz der Dinge lehrt, die wir im Leben nicht ändern können.

Ein Beispiel dafür aus dem obigen Text wären die Blutsverwandtschaften, mit denen wir geboren werden. Die Genetik ist etwas, das selbst die moderne Wissenschaft nicht ändern kann (und nie wird). Sicher, Sie können eine Adoptivfamilie haben und die Verbindung zu Ihren Blutsverwandten trennen, aber Sie können nicht aufhören, mit jemandem verwandt zu sein. Sie können nicht viel anderes tun, als die Realität zu akzeptieren, egal wie hart sie ist.

Dann kommt der knifflige Teil. Die dritte Kategorie kann nicht so einfach als "machbar" oder "unmöglich" bezeichnet werden. Sie ist weder schwarz noch weiß, sondern fällt in eine Grauzone, die das geheimnisvolle Element in unserem Leben bedeutet.

Wenn unser Leben zum Beispiel eine Gemäldeleinwand ist, dann ist diese dritte Kategorie dort, wo die verschiedenen Farben ineinander übergehen. In einem Farbverlaufsgemälde, wenn zwei Farbtöne ineinander übergehen, gibt es einen Teil, der sich mit keiner (der beiden) vollständig identifiziert. Er hält sich selbst und lässt uns mit seiner Schönheit hypnotisiert zurück.

Um dem Wesen solcher Dinge vollständig gerecht zu werden, nennen wir unsere dritte Kategorie "Ungewissheiten". Während diese Ereignisse bereits in unser Schicksal vorprogrammiert sind, kann die moderne Wissenschaft ihr Eintreten beeinflussen. Wir können sie also nicht völlig ungeschehen machen, aber wir können sie mit Hilfe der modernen Wissenschaft ein wenig verändern.

Eine solche Ungewissheit ist der Zeitpunkt des Todes eines Menschen. Bevor wir nun die Wahrnehmung des Todes aus der Sicht der Schicksalsgläubigen bzw. der Gläubigen der modernen Wissenschaft diskutieren, lassen Sie uns neutral beobachten, wie die Idee des Todes von der Allgemeinheit wahrgenommen wird. Wenn die bloße Erwähnung dieses Begriffs Ihnen ein wenig Unbehagen bereitet hat, wissen Sie genau, wovon wir sprechen.

Ob es sich um einen verletzlichen Teenager oder einen durchtrainierten Soldaten auf dem Schlachtfeld handelt, die Gewissheit des Todes ist für die meisten Menschen nicht leicht zu verdauen. Sie flößt eine gewisse Art von Angst ein, die vielen sonst unbekannt ist. Es ist ein demütigender Gedanke und für manche Menschen sehr entnervend.

So sehr, dass, wenn die ersten Anzeichen des Alterns auftreten, wir sehen, wie die Menschen rennen, um alle Arten von Heilmitteln zu versuchen, um sich zu "reparieren". Dies geschieht meist nicht, weil sie ihr Aussehen nicht mögen, sondern weil es sie daran erinnert, dass sie dem Tod ein Stück näher kommen. Die Idee, in Würde zu altern, hilft nicht gegen die überwältigende Angst, die ein Sterbender empfindet.

Oder: Wann immer einem Patienten zu einer Operation geraten wird, ist seine erste Frage, wie seine Überlebenschancen stehen. Auch die Menschen, die das Gefühl haben, ihren Lebenswillen völlig verloren zu haben, wollen die Zeit zurückdrehen, wenn sie das Gefühl haben, dass das Ende naht. Der Wunsch, am Leben zu bleiben, mag unter Schichten und Schichten der Verzweiflung versteckt sein, aber er verschwindet nie ganz.

Wir wollten Sie sicherlich nicht mit dieser blutigen Diskussion über den Tod erschrecken, aber genau diese Angst vor demselben ist es, die wir im folgenden Text ansprechen wollen. Wenn wir sagen, dass der Tod eine der "Ungewissheiten" ist, wollen wir damit nicht sein Auftreten leugnen. Tatsächlich ist es eine der größten Gewissheiten, dass das Leben, wie wir es kennen, eines Tages zu Ende geht (es sei denn, Sie glauben an Unsterblichkeit).

Doch mit der modernen Wissenschaft können Sie Ihrem Leben ein paar zusätzliche Jahre hinzufügen. Das schiebt den Tod zwar nicht komplett auf, aber es macht Ihnen weniger Angst davor. Wenn Sie auf die Angst reagieren, entmachten Sie sie in hohem Maße.

Die Idee ist, Ihnen das Gefühl zu geben, dass Sie die Kontrolle haben, auch über die Dinge, die vorgegeben sind. Diese Zufriedenheit lässt Sie sich zufriedener fühlen und natürlich auch bereitwilliger, gesund zu bleiben. Das ist natürlich zusätzlich zu den tatsächlichen, effektiven Möglichkeiten, mit denen die moderne Wissenschaft Ihre Lebenserwartung erhöhen kann.

Es ist in Ordnung, wenn die Idee anfangs Skepsis hervorruft. Aber im weiteren Verlauf dieses Textes wird die Rolle der modernen Wissenschaft bei der Entscheidung über die Dauer Ihres Lebens besser erklärt werden. Schließlich kann man die Wirksamkeit von etwas nie wirklich beurteilen, ohne genug darüber zu wissen.

Um auf den Punkt zurückzukommen: Die moderne Wissenschaft kann weder die Dauer Ihres Lebens auf diesem Planeten genau vorhersagen noch behauptet sie, die Jahre vervielfachen zu können. Aber mit den neuesten Erkenntnissen über die Funktionsweise des menschlichen Körpers ist es sicherlich möglich, Ihrem Leben ein paar zusätzliche Jahre hinzuzufügen. Wie dies erreicht werden kann, wird im nächsten Kapitel näher erläutert.

Dies ist fast vergleichbar mit der künstlichen

Methode der Kondensation, die in schweren Dürreperioden verwendet wird. Wenn es in einer Wüste (oder einem anderen Gebiet) lange Zeit nicht regnet, wird künstlich ein Niederschlagssystem erzeugt, das leichten Regen über das trockene Gebiet regnen lässt. Niemand hätte dies vor ein paar Jahrzehnten für möglich gehalten, als die Wissenschaft noch nicht so weit entwickelt war wie heute.

Dieser Regen kann die Probleme, die durch die Trockenheit verursacht wurden, nicht vollständig lindern. Er ändert auch nicht die Klima-/Wetterbedingungen des Gebiets. Aber es ist eine große Erleichterung für alle Organismen, die in diesem Gebiet leben.

Im Grunde genommen basiert sie auf dem Prinzip "etwas ist besser als nichts". Sie rettet, was sie kann, und erlöst die Lebewesen aus ihrem Elend. Man mag dies ein Wunder nennen oder eine spektakuläre Darbietung der modernen Wissenschaft.

Wäre dies nicht etwas, das wir in unserem Leben erlebt haben, würden wir es wahrscheinlich nicht einmal glauben. Es hätte vielleicht sogar ein wenig ungeheuerlich geklungen, wenn man behauptet hätte, dass die Wissenschaft etwas tun kann, was man nur der Natur zutraut. Das ist es, was wir meinen, wenn wir sagen, dass die moderne Wissenschaft nun fast parallel zu den Kräften der Natur steht.

Der Fokus liegt nicht auf den vorgegebenen Faktoren, sondern auf den Dingen, die Sie tun können, um diese Faktoren zu beeinflussen. Einfache Änderungen des Lebensstils, die von der modernen Wissenschaft unterstützt werden, können Wunder für Sie bewirken. Darüber hinaus kann es in extremen Fällen auch drastische Maßnahmen geben, um ein Leben zu retten, wenn es sein muss.

Sie fragen sich vielleicht, ob es bereits Beweise für die Erhöhung der Lebenserwartung durch wissenschaftliche Methoden gibt. Die Antwort ist ja, dies ist bereits durch umfangreiche Forschung in den letzten Jahren etabliert. Aber abgesehen davon, selbst wenn dies nicht der Fall wäre, sagt Ihnen der Anblick von Robotern, die Menschen Getränke servieren, genug darüber, wozu die moderne Wissenschaft in letzter Zeit fähig geworden ist.

Was insbesondere die Beziehung zur Langlebigkeit betrifft, so besteht kein Zweifel daran, dass sich die menschliche Lebensspanne aufgrund der Fortschritte in der Wissenschaft erhöht hat. Allerdings scheint es eine Uneinigkeit über Dinge wie die potentielle maximale Lebenserwartung zu geben, wie viel davon bereits erreicht wurde, wie viel weiter verlängert werden kann, usw. Schauen wir uns die verschiedenen Ansichten zu diesen Themen einmal genauer an.

Einer Denkschule zufolge ist die maximale Lebensspanne bereits erreicht. In einem Artikel, der 2016 in ScienceDaily veröffentlicht wurde, wurde argumentiert, dass wir bereits die maximale Altersgrenze eines Menschen erreicht haben. Der Artikel konzentrierte sich auf eine Studie, die von Wissenschaftlern des Albert Einstein College of Medicine durchgeführt wurde.

Nach dieser Untersuchung kann ein Mensch (potenziell) nicht länger als 125 Jahre leben. Im Durchschnitt beziffert die Studie die maximale Lebenserwartung auf 115 Jahre. Dr. Vijg und sein Team glaubten, dass dieser bemerkenswerte Meilenstein in den 1990er Jahren erreicht wurde (als eine Französin starb, nachdem sie das Alter von 122 Jahren erreicht hatte).

Die Studie stellte auch fest, dass die durchschnittliche Lebenserwartung in den USA auf 79 Jahre gestiegen ist (von 47 Jahren im Jahr 1900). Sie leugnete auch nicht den Aufwärtstrend der durchschnittlichen Lebenserwartung in vielen Ländern in letzter Zeit. Das Argument bezieht sich also hauptsächlich auf die maximale Anzahl von Jahren, die ein Mensch potenziell leben kann, und nicht auf die Möglichkeit, dass eine durchschnittliche Person länger leben kann.

Klingt das zu verwirrend? Lassen Sie uns versuchen, die Wissenschaft zu vereinfachen. Die Wissenschaftler überlegen noch, ob ein Mensch über ein bestimmtes Alter hinaus leben kann (in diesem Beispiel 125). Sie sind sich nicht sicher, ob die Wissenschaft Wege schaffen kann, die Langlebigkeit darüber hinaus zu erhöhen.

Aber für die Allgemeinheit reicht es aus zu wissen, dass ein durchschnittlicher Mensch heute länger lebt als jemals zuvor. Der Begriff "Lebenserwartung" bezieht sich auf die durchschnittliche Anzahl von Jahren, die ein Mensch voraussichtlich leben wird. Er hat nichts damit zu tun, welches Höchstalter jemand anderes auf der Welt erreicht hat.

Ein weiterer Punkt, der von diesen Wissenschaftlern angesprochen wurde, war, dass, da die maximale Lebensspanne bereits erreicht wurde (gemäß dieser speziellen Forschung), die Ressourcen nun darauf gerichtet werden sollten, die Gesundheitsspanne zu erhöhen. Dies bedeutet, dass eine Person in der Lage sein sollte, mehr Jahre bei guter Gesundheit zu verbringen. Die Sicherstellung der Langlebigkeit bedeutet nicht unbedingt eine bessere Gesundheit über die gesamte Lebensspanne.

Dies ist keine einmalige Aussage des Teams. Es gibt weitere Behauptungen, die darauf hindeuten, dass die Menschen zwar länger leben, aber auch einen größeren Teil ihres Alters mit bestimmten Krankheiten verbringen. Bevor wir die Authentizität solcher Behauptungen diskutieren, sollten wir verstehen, was die Probleme sind, die diese Theorien aufzeigen wollen.

Ähnliche Ansichten über die Gesundheitsspanne wurden in einem anderen Artikel geteilt, der im selben Jahr auf der Website von Independent veröffentlicht wurde. Der Autor lieferte Daten über Menschen, die länger leben, aber länger krank sind als in der Vergangenheit (Griffin, 2016). Laut den Statistiken, die in dem Artikel geteilt wurden, ist die Todesrate durch übertragbare Krankheiten stark zurückgegangen, aber die Menschen leben einfach länger mit nicht übertragbaren Krankheiten wie Herzerkrankungen, Diabetes, Alzheimer, etc.

Einfacher ausgedrückt: Wir konzentrieren uns darauf, die Lebenserwartung zu verlängern und tun nicht viel, um die Lebensqualität im Allgemeinen zu verbessern. Die durch nicht übertragbare Krankheiten verursachten Todesfälle sind nicht so stark zurückgegangen wie die durch übertragbare Krankheiten. Das ist zwar umstritten, aber nehmen wir einmal an, dass es tatsächlich so ist, und sehen wir uns an, wie es zur Theorie der Langlebigkeit passt.

Wenn ein Auto erfunden ist, kann man nur dann die kleinen Fehler in seinem Motor erkennen und beseitigen. Ohne die Erfindung kann man nicht von Verbesserungen sprechen. Der Fokus bleibt, dass der neue Typ des Autos erfunden wurde und wir im Vergleich zur Vergangenheit Fortschritte gemacht haben.

Ebenso kann an den Problemen des Alters nicht gearbeitet werden, ohne zuerst eine längere Lebenserwartung zu erreichen. Experimente und Forschung sind ermutigend genug, um uns versuchen zu lassen, länger gesund zu bleiben. Außerdem, wenn Sie am Leben sind, wenn auch mit einer chronischen Erkrankung, sind Sie nur einen Durchbruch davon entfernt, völlig gesund zu sein.

Bis jetzt haben wir nur eine Art von Meinung über die maximale Lebensdauer diskutiert. Es gibt andere, völlig andere Ansichten darüber. Zum Beispiel macht ein anderer Artikel (auch auf ScienceDaily geteilt) so neu wie Januar 2020, eine phänomenale Offenbarung.

Diese Studie, die vom Mount Desert Island Biological Laboratory durchgeführt wurde, behauptet, dass Wege identifiziert wurden, die die Lebensspanne um satte 500 Prozent verlängern könnten. Wenn also die längste Lebensspanne derzeit im Durchschnitt etwa 100 Jahre beträgt, bedeutet diese Forschung, dass sie auf etwa 400 bis 500 Jahre ausgedehnt werden könnte. Wir müssen zugeben, wenn man das liest, fühlt man sich einen Moment lang wie in einem Science-Fiction-Film.

Aber realistisch betrachtet, sind es gerade solche bahnbrechenden Forschungen, die den Weg für zukünftige Entwicklungen ebnen. Wie es im Volksmund heißt, wenn man auf den Mond zielt, wird man zumindest irgendwo zwischen den Sternen landen. Die Arbeit an diesen Bahnen könnte es dem Menschen ermöglichen, viel länger zu leben, als er es derzeit tut.

Eine andere Studie besagt, dass die menschliche Lebensspanne bald 100 Jahre überschreiten könnte (Franck, 2019). Denken Sie daran, dass wir dieses Mal nicht über ein einmaliges Beispiel von jemandem sprechen, der die Jahrhundertzahl überschreitet. Vielmehr geht es hier um das Durchschnittsalter der Allgemeinheit.

Aber dieser Artikel fügt der Debatte eine andere Dimension hinzu. Er sagt voraus, dass das Konzept der Langlebigkeit bis 2025 eine eigene Industrie sein wird, die laut den Experten der Bank of America 600 Milliarden Dollar wert ist. Es wird geschätzt, dass einige der Bonzen aus dem Wirtschaftssektor planen, stark in Projekte zu investieren, die mit der Verlängerung einer gesunden menschlichen Lebensspanne zusammenhängen.

Die Aussichten einer Branche lassen sich besser einschätzen, wenn sich die Wirtschaft und der Handel für sie interessieren. Man kann mit der brillantesten Idee aufwarten, aber ohne die Unterstützung von Schwergewichten aus der Wirtschaft wäre es schwierig, sie zum Blühen zu bringen. Zumindest können wir sicher sein, dass das bei Longevity nicht der Fall sein wird.

Zusammenfassend lässt sich sagen, dass die Debatte über technische Details immer unübersichtlicher wird. Das gilt für jede Art von work in progress. Nichts kann mit Endgültigkeit über sich entwickelnde Konzepte gesagt werden.

In der Tat ist es das, was die Wissenschaftler interessiert und antreibt. Es motiviert sie, mit Modifikationen aufzuwarten und weitere Fortschritte zu machen. Aber für gewöhnliche Menschen wie uns mag es ein wenig kompliziert erscheinen.

Lassen Sie uns also die wichtigsten Merkmale dieser ganzen Debatte für Sie zusammenfassen. Die Wissenschaft hat es möglich gemacht, länger zu leben. Sie entwickelt sich immer noch weiter, um die Grenze der maximalen Lebenserwartung zu erhöhen.

Als normaler Mensch gibt es ein paar Dinge, die Sie in Ihr tägliches Leben einbauen können, um von dieser Entwicklung zu profitieren. Das nächste Kapitel wird sich auf diese spezifischen praktischen Schritte konzentrieren. Lassen Sie also dieses Einführungskapitel Ihr Wissen erweitern, aber lassen Sie sich nicht von ihm über Langlebigkeit verwirren.

WEGE ZUR ERHÖHUNG DER LEBENSERWARTUNG

Sich auf sich selbst zu konzentrieren ist wirklich wichtig, um eine ideale und gesunde Lebensspanne zu erreichen. Wir sind oft so sehr in unsere täglichen Angelegenheiten vertieft, dass wir vergessen, uns um uns selbst zu kümmern. Unsere vollen Arbeitstermine, Sorgen und Verantwortlichkeiten nehmen uns völlig in Anspruch. Auch die sozialen Verpflichtungen tragen zu dieser belastenden Routine bei.

Aber wir müssen bedenken, dass wir nicht für andere da sein können, wenn wir nicht völlig fit und gesund sind. Unsere beruflichen und persönlichen Beziehungen werden beide leiden, wenn wir körperlich oder geistig gestresst sind. Wir müssen unserer Gesundheit Priorität einräumen, um länger zu leben und nicht zuzulassen, dass unsere Sorgen unsere Lebensspanne verkürzen.

Das Konzept der Langlebigkeit ist überhaupt nicht kompliziert. Es geht darum, langsame und stetige Fortschritte zu machen, um Ihre

Gesundheit zu verbessern. Es erfordert, dass Sie an Ihrem Wohlbefinden arbeiten, damit Sie besser für die Herausforderungen des nahenden Alters gerüstet sind. Je früher Sie damit beginnen, diese Maßnahmen zu ergreifen, desto besser sind Ihre Chancen, länger zu leben.

Kommen wir also gleich zur Sache. Welche einfachen, aber effektiven Dinge schlägt die moderne Wissenschaft vor, um eine bessere Gesundheit für einen längeren Zeitraum zu erhalten? Diese Frage haben wir im folgenden Text beantwortet.

Gesund essen

Wenn Sie den Begriff "sich gesund ernähren" lesen, erinnert Sie das vielleicht an alles, was Sie zu ähnlichen Themen schon zum Besten gegeben haben. Lassen Sie uns zunächst klären, dass die für verschiedene Zwecke empfohlene Ernährung unterschiedliche medizinische und wissenschaftliche Wirkungen hat. Zum Beispiel hat 'gesund essen' für jemanden, der versucht, Gewicht zu verlieren, eine völlig andere Bedeutung als für jemanden, der versucht, etwas Gewicht zuzulegen.

In Ihrer Kindheit haben Sie vielleicht an einem wissenschaftlichen Experiment in der Schule teilgenommen, bei dem es um weiße Tulpenblüten, Wasser und etwas Tinte ging. Bei diesem Experiment werden die Blumen in ein mit Wasser gefülltes Gefäß gestellt. Dann wird etwas Tinte in das Gefäß gegossen.

Die Schüler werden gebeten, die Pflanze ein paar Tage lang zu beobachten. Zu ihrer Überraschung beginnen die Blütenblätter der Blumen innerhalb von 24 bis 48 Stunden die

Farbe der Tinte im Gefäß anzunehmen. Die Stängel absorbieren das mit Tinte gefüllte Wasser und die Effekte zeigen sich auf der Oberfläche der Blüte.

Der Zweck, dieses Experiment hier zu erwähnen, ist, die Wichtigkeit hervorzuheben, auf die Nahrung zu achten, die Sie essen. Betrachten Sie den menschlichen Körper als die Blume in dem oben genannten Beispiel. Alles, was Sie zu sich nehmen, spiegelt sich in Ihrer geistigen und körperlichen Gesundheit, Ihrem Aussehen und Ihrem emotionalen Wohlbefinden wider.

Verständlicherweise haben all diese Dinge auch einen Einfluss auf die Langlebigkeit des Lebens. Sie fragen sich vielleicht, wo die Wissenschaft ins Spiel kommt, wenn wir etwas so Vages wie gesunde Ernährung sagen. Es mag sich ziemlich repetitiv anhören, wenn man von Älteren, medizinischen Experten, Fitness-Enthusiasten und so vielen anderen Menschen im Allgemeinen das Gleiche hört.

Aber die moderne Wissenschaft hat das Spiel verändert, indem sie die gesundheitlichen Vorteile (oder Nachteile) bestimmter Lebensmittel erklärt, mit denen wir bereits vertraut sind. Sie grenzt die genaue wissenschaftliche Wirkung der Dinge, die wir essen oder trinken, für den jeweiligen Zweck ein. In diesem Fall, wenn es um Langlebigkeit geht, kann es keine Sache von Versuch und Irrtum sein. Wir müssen uns sehr sicher sein, was wir für eine längere Lebensspanne tun und was wir nicht tun sollten.

Wenn wir über gesunde Ernährung sprechen, wollen wir nicht, dass Bilder von Blattgemüse und geschmacklosen Mahlzeiten in Ihrem Kopf aufblitzen. In diesem Abschnitt des Textes beleuchten wir einige Do's und Don'ts der Nahrungsaufnahme im Hinblick auf eine Lebensverlängerung. Die Liste ist nicht vollständig, aber sie ist umfassend genug, um Sie auf dem Weg zu Ihrem ultimativen Ziel, länger zu leben, zu unterstützen.

Lebensmittel, die Ihnen helfen, länger zu leben

Dies ist eine Liste mit einigen der Dinge, von denen die Wissenschaft glaubt, dass sie Ihrer erwarteten Lebensspanne ein paar zusätzliche Jahre hinzufügen würden. Sie können diese Dinge als die "Do's" in Bezug auf die Langlebigkeit betrachten. Wir haben den relevanten wissenschaftlichen Effekt jedes Punktes auf der Liste erklärt, damit Sie den Zusammenhang mit der Lebenserwartung besser verstehen.

Kurkuma

Kurkuma war schon immer für seine heilenden und medizinischen Eigenschaften bekannt. In alten Zeiten, wenn jemand Prellungen oder irgendeine Art von Muskel-/Gelenkschmerzen erlitt, wurde eine Kurkuma-Paste zur Linderung aufgetragen. Alternativ wird es in warmer Milch gemischt und für verschiedene gesundheitliche Vorteile in vielen Teilen der Welt konsumiert.

Jetzt verbindet die Wissenschaft seinen Verzehr auch mit einer längeren Lebenserwartung. Kurkuma enthält eine bioaktive Verbindung, die als Curcumin bekannt ist. Es ist sowohl ein Antioxidans als auch ein entzündungshemmendes Gewürz. (Petre, 2019)

Einer Studie zufolge könnte Curcumin allein nicht ausreichen, um die maximalen gesundheitlichen Vorteile zu erzielen. Die Erhöhung seiner Bioverfügbarkeit durch die Kombination mit Komponenten wie Piperin (gefunden in schwarzem Pfeffer) kann besser funktionieren (Hewlings & Kalman, 2017). Wenn die maximale Bioverfügbarkeit erreicht ist, kann Curcumin Wunder für Ihr Immunsystem bewirken.

Nebenbei ist Kurkuma auch wirksam bei der Vorbeugung von Krankheiten wie Krebs, Alzheimer, Arthritis, etc. Es verbessert Ihren Stoffwechsel und hält den Cholesterinspiegel unter Kontrolle. Als Antioxidans, schützt es

Ihre lebenswichtigen Organe vor altersbedingten Schäden und Verschlechterung.

In Asien ist Kurkuma ein Teil von fast jeder gekochten Mahlzeit. Es wird meist als Lebensmittelfarbe verwendet, aber die Tradition wurde von den vorherigen Generationen für größere gesundheitliche Vorteile weitergegeben. Sogar völlig gesunde Menschen können es als vorbeugende Maßnahme verwenden, um die Lebenserwartung zu erhöhen.

Der westliche Teil der Welt scheint erst vor kurzem auf die wissenschaftlichen Vorteile von Kurkuma aufmerksam geworden zu sein. Es hat fast einen medizinischen Wert erreicht und wird auch in Form von Kapseln verkauft. Da nur selten über Nebenwirkungen berichtet wurde und es unzählige gesundheitliche Vorteile hat, ist es schwer, seine Verbindung zu einem längeren Leben zu leugnen.

Nüsse

Nüsse sind reich an Ballaststoffen und Proteinen. Sie enthalten zwar Fette, aber die meisten davon sind entweder einfach oder mehrfach ungesättigte Fette. Außerdem sind in Nüssen mehrere Vitamine und Mineralien enthalten, die bei der Stärkung der Immunität immens hilfreich sind.

Nüsse sind eine großartige Nahrungsquelle für alle Altersgruppen. Was die Langlebigkeit betrifft, so wird jetzt vorgeschlagen, dass man jeden Tag eine Handvoll Nüsse verzehren sollte. Ein Artikel, der auf der Harvard-Web-site veröffentlicht wurde, setzt dies lustigerweise (aber auch ganz zu Recht) mit dem Verzehr eines Apfels pro Tag gleich, um den Arzt fernzuhalten.

Unter Berufung auf Forschungen, die im New England Journal of Medicine veröffentlicht wurden, heißt es in dem Artikel, dass der Verzehr von Nüssen die Sterblichkeit durch alle Arten von Krankheiten um 20 % reduziert (Corliss, 2013). Nüsse sind großartig für Ihren Blutdruck und Ihre Herzgesundheit. Sie reduzieren das "schlechte" Cholesterin namens LDL und erhöhen das "gute" Cholesterin, bekannt als HDL.

Abgesehen davon, dass Nüsse gut für Ihre Lebensdauer sind, sind sie auch ein köstlicher

Snack. Es gibt so viele Rezepte, die Sie ausprobieren können, um sicherzustellen, dass Sie Ihre tägliche Dosis an Nüssen nie verpassen. Sie können sie sogar roh essen und sich fühlen, als hätten Sie eine richtige Mahlzeit gehabt, da Nüsse aufgrund ihrer nahrhaften Eigenschaften ziemlich sättigend sind.

Knoblauch

Genau wie Kurkuma gehört auch Knoblauch in Asien zu jeder gekochten Mahlzeit. In letzter Zeit scheint es, als ob die Länder, die sich auf pflanzliche und natürliche Heilmittel verlassen, seit Jahrzehnten mehr tun, um ihre Lebensspanne zu erhöhen, als die Länder, die sich auf wissenschaftliche und technologische Lösungen spezialisieren. Das liegt daran, dass nun auch die moderne Wissenschaft mit vielen der Methoden übereinstimmt, die in diesen alten Heilmitteln verwendet werden.

Knoblauch wirkt entspannend auf die Blutgefäße und erweist sich daher als hilfreich gegen Herz-Kreislauf-Erkrankungen (Matteo & Kelly, 2016). Er ist besonders nützlich für Menschen, die sich Sorgen um hohen Blutdruck machen. Der Verzehr von Knoblauch verbessert die Versorgung wichtiger Organe des Körpers mit Sauerstoff.

Glücklicherweise verbessert Knoblauch auch den Geschmack Ihrer Speisen. Sie werden also nicht das Gefühl haben, dass Sie eine lästige Aufgabe für die Langlebigkeit erledigen. Aber wenn Sie immer noch das Gefühl haben, dass Sie den Geschmack nicht vertragen oder sich nicht trauen, ihn zu Ihrem Essen hinzuzufügen, ist er auch in verpackter Form als Kapseln erhältlich.

Kaffee

Manche Menschen können nicht richtig funktionieren, bevor sie nicht ihre Tasse Kaffee am Morgen getrunken haben. Es ist nicht nur aus Gewohnheit, sondern das Getränk erfrischt und energetisiert tatsächlich den Geist und den Körper. Aber was Sie vielleicht nicht wussten, während Sie an einem kalten Wintermorgen an einer warmen, köstlichen Tasse Kaffee nippen, ist, dass er Sie nicht nur an diesem bestimmten Tag beruhigt. Er bietet auch größere gesundheitliche Vorteile für die

Zukunft.

Studien ergaben, dass Kaffeetrinker, die täglich 4 bis 5 Tassen des Getränks konsumierten, im Vergleich zu den im gleichen Zeitraum untersuchten Nichttrinkern ein geringeres Sterberisiko hatten (Gunnars, 2019). Kaffee wird bereits für seine verschiedenen gesundheitlichen Vorteile und seine Nützlichkeit bei der Ausführung alltäglicher Funktionen verehrt. Jetzt haben Deep-L-Liebhaber einen weiteren Grund, ihn regelmäßig zu trinken.

Ein übermäßiger Konsum ist aber auch nicht zu empfehlen. Die Überdosierung von Kaffee ist nicht so harmlos wie die oben genannten Punkte auf dieser Liste. Man sollte nicht mehr als 6 Tassen pro Tag trinken, da dies langfristig zu negativen Auswirkungen auf die Gesundheit führen kann (z. B. hoher Cholesterinspiegel).

Eine weitere Vorsichtsmaßnahme in dieser Hinsicht ist es, ungefilterten (gepressten) Kaffee zu vermeiden. Er enthält eine Verbindung namens Cafestol, die mit der Zeit den Cholesterinspiegel erhöht. Also, nur um besonders sicher zu gehen, entscheiden Sie sich immer für gefilterten Kaffee.

Abgesehen von den wenigen Dingen, die wir im obigen Text erwähnt haben, können auch einige allgemein bekannte Lebensmittel dabei helfen, Sie gesund zu halten und Ihre Lebenserwartung zu erhöhen. Zum Beispiel sind frisches Gemüse und Obst immer für eine gute Gesundheit zu empfehlen. Alles, was frei von Konservierungsstoffen ist, ist natürlich gut für Ihre Lebenserwartung.

Lebensmittel, die die Lebenserwartung verkürzen können

Die folgenden Dinge sind laut Wissenschaft stark gesundheitsschädlich. Sie setzen Sie einem größeren Risiko für viele Krankheiten aus und verkürzen somit die Dauer Ihres Lebens. Betrachten Sie diese Dinge als die "Don'ts" der Nahrungsaufnahme, wenn Sie ein langes und gesundes Leben anstreben.

Tabak und Zigaretten

Viele Raucher denken, dass Zigaretten Stress abbauen. Sie haben das Gefühl, dass sie ihre Sorgen mit jedem Zug loslassen. Was sie nicht erkennen, ist, dass sie die Sorgen in ihrer Lunge für die Zukunft speichern. Bis sie merken, was sie getan haben, haben sich die Sorgen um ein Vielfaches vervielfacht, bis hin zur völligen Zerstörung ihrer Lunge.

Es wird erwartet, dass Raucher 10 Jahre

kürzer leben als Nichtraucher. In einer umfangreichen Studie, die auf der Website der CDC veröffentlicht wurde, wurde das Rauchen als die führende vermeidbare Todesursache in den Vereinigten Staaten bezeichnet. Die in dem Artikel geteilten Daten beleuchten auch die durch Rauchen verursachten Krankheiten (z. B. Herz-Kreislauf- und Atemwegserkrankungen).

Darüber hinaus sind auch die Passivraucher stark belastet. Sie entwickeln ebenfalls Krankheiten wie Lungenkrebs und ein Herzleiden und haben folglich eine niedrige Lebenserwartung. Es ist eine Sache, unter den eigenen Handlungen zu leiden, aber die Schuld, die Gesundheit der Angehörigen zu gefährden, sollte ausreichen, um uns vom Rauchen abzuhalten. Wenn Ihnen die Langlebigkeit nicht nur Ihres eigenen Lebens, sondern auch der Menschen um Sie herum am Herzen liegt, ist Rauchen eine absolute No-Go-Area.

Rotes Fleisch

Die Welt wird aus allen möglichen Gründen

vegan. Einige sind besorgt über Tierquälerei, während andere es vermeiden, Fleisch zu essen, um ein ideales Körpergewicht zu halten. Für Gesundheitsenthusiasten ist Fleisch (insbesondere rotes Fleisch) jedoch aus einer Reihe von Gründen ein größeres Anliegen.

Der Verzehr von rotem Fleisch wird mit Herz-Kreislauf-Erkrankungen, Krebs und Diabetes in Verbindung gebracht (Ryding, 2019). Der übermäßige Gehalt an Eisen, der in rotem Fleisch vorhanden ist, führt zusammen mit einigen anderen Verbindungen zu tödlichen Herzkrankheiten und Krebs. Diese Theorie wurde immer wieder durch wissenschaftliche Beweise aus verschiedenen Teilen der Welt untermauert.

Wenn Sie die Auswirkungen von rotem Fleisch auf Ihre Gesundheit genau beobachten, werden Sie vielleicht feststellen, dass Sie sich (nach dem Verzehr) schwerer und nicht so frisch fühlen wie sonst. Da Sie nun auch wissen, dass es schlecht für die Gesamtsterblichkeit ist, sollten Sie versuchen, es so weit wie möglich zu vermeiden. Natürlich wird ein gelegentlicher Verzehr keinen nennenswerten Schaden anrichten, aber ein regelmäßiger Verzehr ist etwas, das minimiert, wenn nicht sogar ganz eliminiert werden muss.

Alkohol

Alkohol ist ein berauschendes Getränk. Aber die Idee, ein langes, gesundes und stressfreies Leben zu führen, ist es auch. Wenn Sie wirklich in dieses Gefühl eintauchen, müssen Sie sich nicht vorübergehend auf Kosten Ihrer langfristigen Gesundheit berauschen.

Es ist allgemein bekannt, dass Alkohol Ihre Leberfunktion stark beeinträchtigt. Außerdem setzt er Sie einem größeren Risiko für Herzkrankheiten aus. Hier ist, was die Wissenschaft über Alkoholkonsum zu sagen hat.

Alkoholkonsum kann auch zu Angstzuständen und Depressionen, bestimmten Arten von Krebs und Demenz führen (Shmerling, 2018). Das Trinken von zu viel in einer kurzen Zeitspanne kann auch zu einer Alkoholvergiftung führen. Eine kurzfristige Auswirkung ist ein nachlassendes Urteilsvermögen, das zu Unfällen oder Verletzungen führen kann.

Nach Meinung von Experten ist bei der Menge des Alkoholkonsums größere Vorsicht geboten. Was die Langlebigkeit betrifft, so kann der Konsum von 7 bis 14 Getränken pro Woche die Lebensspanne um 6 Monate verkürzen, 14 bis 25 Getränke könnten zu einer Verkürzung der Lebensspanne um 1 bis 2 Jahre führen, und der Konsum von mehr als 25 Getränken pro Woche könnte die Lebensspanne um 4 bis 5 Jahre verkürzen.

Letztendlich müssen wir betonen, dass die Entdeckung von Lebensmitteln, die zu Langlebigkeit führen, ein zweitrangiges Anliegen ist. In erster Linie muss man die richtige Absicht haben, die Essgewohnheiten für mehr Nachhaltigkeit zu ändern. Es steht Ihnen frei, Ihren eigenen Diätplan zu erstellen, nachdem Sie eine angemessene Recherche durchgeführt haben. Aber Sie müssen daran denken, dass alles, was Sie zu essen (oder nicht zu essen) wählen, auf dem Prinzip basieren sollte, Ihre körperliche Gesundheit zu priorisieren.

Regelmäßig trainieren

Im vorherigen Abschnitt haben wir erwähnt, dass die für verschiedene Zwecke empfohlene Ernährung völlig unterschiedlich ist. In ähnlicher Weise variieren auch die Übungen, die für verschiedene Bedürfnisse des Körpers erforderlich sind. Aber seien Sie versichert, dass Bewegung definitiv gut für Ihre Gesundheit und Lebensdauer ist.

Lassen Sie uns zunächst einmal die Tatsache anerkennen, dass jede Art von körperlicher Aktivität hilfreich ist. Ob es ein täglicher Spaziergang im Park oder ein intensives Training im Fitnessstudio ist, Ihr Körper begrüßt die verbesserte Blutzirkulation, die Sauerstoffzufuhr zu verschiedenen Körperteilen und den Stressabbau, den es für Ihren Geist und Körper bedeutet. Auch das beiläufige Dehnen Ihrer Muskeln sorgt dafür, dass Sie sich so viel besser fühlen.

Die Frage ist also wieder, wo tritt die Wissenschaft auf den Plan? Lassen Sie uns versuchen, diese Frage in zwei Teilen zu beantworten. Erstens: Die Wissenschaft erklärt den

Zusammenhang zwischen Bewegung und Lebenserwartung ganz klar. Sie liefert ergebnisbasierte Beweise, die der menschliche Intellekt allein nicht liefern kann.

Zum Beispiel reduziert Bewegung das Entzündungsniveau im Körper. Die Entzündungsmarker (wie z. B. c-reaktives Protein) sind nach dem Sport reduziert. Dies ist wahrscheinlich der Grund, warum aktive Menschen weniger anfällig für chronische Krankheiten sind, denn Entzündungen sind die Hauptursache für solche Krankheiten.

In einem Experiment wurden Menschen vor und nach einem 20-minütigen Spaziergang/Jogging auf dem Laufband beobachtet. Die Anzahl der Zellen, die Entzündungen verursachen, war nach dem Training um 5 % reduziert. Es ist also nicht schwer zu verstehen, wie regelmäßige Bewegung dazu beitragen würde, Sie gesund zu halten und Ihrem Leben ein paar zusätzliche Jahre hinzuzufügen.

Es ist ein Irrglaube, dass, wenn Sie übergewichtig sind, leichtes Training nicht viel helfen wird, bis und wenn Sie nicht zuerst das ganze zusätzliche Gewicht verlieren. Dies ist nicht ganz richtig. Laut Forschung kann mäßige Bewegung für etwa 75 Minuten pro Woche die Lebenserwartung um 1,8 Jahre erhöhen.

Übergewichtige Menschen können ihr Leben um 2,7 bis 3,4 Jahre verlängern, wenn sie etwa 150 Minuten pro Woche trainieren. Für Menschen mit normalem Körpergewicht kann die gleiche Dauer des Trainings die Lebenserwartung um 4,7 Jahre erhöhen. Kurz gesagt: Je mehr Zeit Sie mit Sport verbringen, desto höher ist Ihre Lebenserwartung.

Der zweite Beitrag, den die Wissenschaft zur Langlebigkeit durch Training geleistet hat, ist die Erleichterung der Trainingsarten. Wenn Sie heute nicht die Zeit aufbringen können, einen Park zu besuchen oder stundenlang zu trainieren, gibt es technologisch fortschrittliche Maschinen, die Ihnen helfen, die gleiche Menge an Gewicht innerhalb weniger Minuten zu verlieren. Einige Arbeitsplätze haben sogar Fitnessstudios auf dem Gelände installiert.

Die neuesten Geräte sind für jeden leicht zugänglich. Wenn Sie die Zeit haben, können Sie einem Fitnessstudio beitreten oder auch zu Hause ein schnelles Workout absolvieren. Manche Menschen betreiben sogar Multitasking, indem sie gleichzeitig trainieren und ihren beruflichen Pflichten nachkommen.

Wenn Sie es nicht gewohnt sind, Sport zu treiben, aber irgendwo anfangen wollen, würde alles wie ein flotter Spaziergang Ihre Chancen auf ein längeres Leben erhöhen. Wenn Sie bereits regelmäßig trainieren, sollten Sie die Dauer oder Intensität erhöhen, um bessere Ergebnisse zu erzielen. Solange Sie aktiv bleiben, halten Sie viele Krankheiten effektiv in Schach und sorgen für ein gesünderes Leben.

Medizinische Verfahren

An dieser Stelle kommen wir zu den Besonderheiten. Die medizinische Wissenschaft hat sich in den letzten Jahrzehnten völlig verändert. Von künstlichen Gliedmaßen bis zur Herztransplantation ist alles, was früher unvorstellbar schien, heute in Reichweite der Wissenschaft.

Da es schwierig wäre, über alle wunderbaren Errungenschaften der Wissenschaft in Bezug auf die Erhöhung der Lebenserwartung in einem Zug zu sprechen, haben wir diesen Abschnitt des Textes in 3 Teile unterteilt. In jedem Teil wollen wir kurz auf die relevanten Errungenschaften eingehen. Das würde zwar immer noch nicht ausreichen, um den phänomenalen Fortschritten gerecht zu werden, aber es würde einen Einblick in die Rolle geben, die die moderne Wissenschaft beim Erreichen der Langlebigkeit gespielt hat.

Diagnose

Mit fortschrittlicher Technologie ist es jetzt

möglich, die Ursache Ihrer Symptome viel genauer zu diagnostizieren. Manchmal geht ein Patient mit geringfügigen Symptomen wie Husten zum Arzt und eine Röntgenaufnahme oder ein CT-Scan offenbart ein größeres Problem im Atmungssystem. Ohne all diese Fortschritte der modernen Wissenschaft hätte der Patient eine unzureichende Behandlung erhalten und wäre einen vorzeitigen Tod gestorben.

Manche Menschen haben eine irrationale Angst vor einer richtigen Diagnose. Wenn sie das Gefühl haben, dass sie eine ernsthafte Krankheit haben könnten, vermeiden sie es, sich richtig untersuchen zu lassen. Es scheint, als würde das Vergessen ihre Probleme verschwinden lassen.

Diese Angst erweist sich als kontraproduktiv, wenn es darum geht, die Lebenserwartung zu erhöhen. Der Ansatz ist gleichbedeutend damit, den Kopf in den Sand zu stecken, um sich der Realität nicht stellen zu müssen. Eine frühzeitige Diagnose kann der Schlüssel für ein längeres gesundes Leben sein.

Es wäre nicht falsch zu sagen, dass die Wissenschaft im Bereich der schnellen und genauen Diagnose ein Lebensretter ist. Überall auf der Welt wird die Gesundheitsinfrastruktur verbessert, so dass Menschen, die in weit entfernten Gebieten leben, rechtzeitig diagnostiziert und behandelt werden können. Wenn dies mit einem angemessenen Bewusstsein über die lebensrettenden Möglichkeiten einhergeht, kann die durchschnittliche Lebenserwartung weiter gesteigert werden.

Was können Sie also praktisch tun, um von den wissenschaftlichen Fortschritten auf dem Gebiet der Diagnose zu profitieren? Ein idealer Weg, um über Ihre körperliche Gesundheit und eine eventuell notwendige Behandlung im Bilde zu bleiben, sind regelmäßige Kontrolluntersuchungen bei Ihrem Arzt. Warten Sie nicht, bis Sie absolut nicht mehr ohne medizinische Hilfe auskommen.

Mit dem Alter steigt auch das Risiko, bestimmte chronische Krankheiten zu entwickeln. Anstatt sich vor dem Befund einer ärztlichen Untersuchung zu fürchten, können Sie die Oberhand behalten, indem Sie das Problem im Keim ersticken. Auf diese Weise erleichtern Sie sowohl sich selbst als auch den

Ärzten und Pflegern die Arbeit.

Fortschrittliche Medizin

Stellen Sie sich vor, Sie leben in einer Zeit, in der ein Diabetiker keinen einfachen Zugang zu Insulin hat. Klingt ein wenig extrem, nicht wahr? Um ganz ehrlich zu sein, ist unsere Generation durch die Errungenschaften der Medizin ein Stück weit verwöhnt worden. Wir erkennen die Segnungen, die wir haben, erst, wenn wir versuchen, uns ein Leben ohne sie vorzustellen.

Heute kann man einen Diabetiker mit einer täglichen Dosis Insulin ein normales Leben führen sehen. In der Vergangenheit war selbst das Überleben für Patienten schwierig. Das ist die Art von Einfluss, den die moderne Wissenschaft auf Medikamente hatte, die die Lebenserwartung erhöhen sollen.

Die Entwicklung von Impfstoffen für verschiedene Krankheiten war ein Gamechanger für die medizinische Wissenschaft. Zum Beispiel haben die meisten Länder Polio erfolgreich ausgerottet, indem sie die gesamte Bevölkerung impfen ließen. Es gibt keinen besseren Zeitpunkt, um die Bedeutung eines Impfstoffs zu erkennen, als heute, wo die Welt um ein Heilmittel für COVID-19 kämpft.

Betrachten Sie die Antike, als die Welt mit mehreren globalen Pandemien auf einmal konfrontiert war. Wir würden heute nicht über Langlebigkeit sprechen, wenn das Überleben nicht durch lebensrettende Medikamente gesichert wäre. Es gibt eine kontinuierliche Entwicklung in dieser Hinsicht, die sich in den verfügbaren Daten aus verschiedenen Teilen der Welt widerspiegelt.

Die weltweite Lebenserwartung ist vor allem nach der Grippepandemie von 1918 exponentiell gestiegen. Die Kurve der Lebenserwartung zeigt einen steilen Anstieg in den letzten 65 Jahren (Desjardins, 2020). Davor lag die durchschnittliche Lebenserwartung bei etwa 20 bis 30 Jahren, wobei die Menschen aufgrund von leicht heilbaren Krankheiten wie Durchfall und Lungenentzündung starben.

Obwohl es in diesem Kapitel darum geht, was Sie tun können, um Ihre Lebenserwartung zu erhöhen, werden wir nicht so leichtsinnig sein, die Einnahme von Medikamenten nach eigenem Ermessen zu empfehlen. Wir haben bereits betont, wie wichtig regelmäßige Vorsorgeuntersuchungen und Früherkennung sind. Wenn Sie jedoch bereits routinemäßig Medikamente verschrieben bekommen, dann sollten Sie sehr ernsthaft sein und keine Dosis auslassen. Das Lesen über die dunklen und düsteren Zeiten der Vormoderne sollte ein Augenöffner für jeden von uns sein, der mit so vielen lebensrettenden medizinischen Einrichtungen lebt.

Chirurgische Eingriffe

Nehmen wir an, jemand hatte das Pech, einen Herzinfarkt zu erleiden. Nach der Notfallbehandlung ist es an der Zeit, den Schaden an den Arterien oder am Herzgewebe zu beurteilen. Dies kann durch ein Angiogramm oder andere hochauflösende Bildgebungstests erfolgen.

Sobald die Situation klarer wird, entscheiden die Ärzte entsprechend, welche Art von Operation der Patient benötigt. Die Wahl besteht in diesem Fall zwischen einer Angioplastie, einer Klappenersatzoperation, einem Bypass oder einer Herztransplantation. Das geeignete Verfahren wird genau nach dem Zustand des Patienten zu diesem Zeitpunkt entschieden.

Wir haben also zwei Arten von Lebensverlängerungen in einem Beispiel erwähnt. Die erste ist die Notfallbehandlung und die zweite ist die Erhöhung der Funktionsdauer des Herzens durch eine Operation. Dann gibt es regelmäßige Nachuntersuchungen, um sicherzustellen, dass der Patient gut auf die Behandlung anspricht.

Für medizinische Experten ist das alles heute wie ein Uhrwerk. Selbst die breite Öffentlichkeit ist so daran gewöhnt, von solchen Eingriffen zu hören, dass sie nicht wie etwas Ungewöhnliches erscheinen. Aber versuchen Sie für einen Moment zu verstehen, welchen Grad an Präzision wir erreicht haben, wenn es darum geht, dem Patienten die relevanteste Operation anzubieten.

Dies ist nur ein Beispiel für die Art von lebensrettenden Operationen, die heute verfügbar sind. Sie könnten ein Problem mit jedem anderen Organ haben und die medizinische Wissenschaft ist ebenso in der

Lage, es zu behandeln. Selbst im Falle eines Unfalls können sofortige chirurgische Eingriffe sicherstellen, dass Ihre Verletzungen nicht tödlich sind.

Nun kommen wir zu der wichtigsten Frage: Wie können Sie sicherstellen, dass Sie diese verfügbaren Methoden der Langlebigkeit nicht verpassen? Erstens muss man sich über die Möglichkeiten, die die medizinische Wissenschaft bietet, im Klaren sein. Sie können dies tun, indem Sie selbst recherchieren oder ein offenes Gespräch mit Ihrem Arzt führen.

Zweitens müssen Sie dem Rat Ihres Arztes ohne jegliche Bedenken vertrauen. Manchmal werden Menschen durch die Idee einer Operation eingeschüchtert. Sie können immer eine zweite Meinung zu Ihrem Zustand einholen, aber bis Sie die tief verwurzelte Abneigung gegen eine Operation angehen, werden Sie sich nie mit dem Gedanken an eine Operation anfreunden können.

Falls Sie also einen chirurgischen Eingriff benötigen, können Sie sich damit trösten, dass die medizinische Wissenschaft so weit fortgeschritten ist, dass sie ihn problemlos durchführen kann. Es wird keinen Schaden verursachen, sondern Ihnen sogar helfen, länger zu leben. Dies ist der einzige Grund, warum all die Fortschritte überhaupt gemacht wurden.

Moderater Schlaf

Vielleicht haben Sie schon Artikel über mindestens 7 Stunden Schlaf pro Tag gelesen, um Ihre Produktivität zu optimieren. Angemessener Schlaf ist auch für die Aufrechterhaltung einer guten Gesundheit wichtig. Zu wenig oder zu viel Schlaf kann Ihren Geist und Körper unter zu viel Stress setzen oder ihn zu faul für Leistung machen.

Infolgedessen werden auch Ihre lebenswichtigen Organe mit Effekten wie Müdigkeit konfrontiert und haben Schwierigkeiten, richtig zu funktionieren. Zusammen mit Ihrer geistigen und körperlichen Gesundheit hat dies einen negativen Effekt auf Ihre Lebenserwartung.

Hier ist eine kurze Zusammenfassung des Zusammenhangs zwischen Schlaf und Lebenserwartung.

- Untersuchungen zufolge kann ein Schlaf von weniger als 6 Stunden pro Tag Ihr Leben um 12 % verkürzen. Dies könnte Sie auf die Idee bringen, extra zu schlafen und eine längere Lebensspanne zu erreichen.

Auch dies wird von der Wissenschaft nicht empfohlen.

- Die Forschung fand auch heraus, dass ein Schlaf von neun oder mehr Stunden zu einer Verkürzung der Lebenserwartung um 30 % führen kann. Dies war eine umfangreiche Studie, die auf den Ergebnissen von 1.382.999 Personen basierte. Die meisten Teilnehmer waren über 60 Jahre alt und wurden 4 bis 25 Jahre lang beobachtet, um einen Zusammenhang zwischen dem Schlafmuster und der Sterblichkeit herzustellen.

- Der springende Punkt bei dieser ganzen Forschung ist, "moderaten" Schlaf zu bekommen. Sie sollten weder verschlafen, noch sich selbst der notwendigen Ruhe berauben und zu früh aufwachen. Idealerweise halten 6 bis 8 Stunden Schlaf Sie gesund und helfen Ihnen, länger zu leben.

Bildung

Sie sind vielleicht überrascht, dass Bildung in der Liste der Möglichkeiten zur Erhöhung der Lebenserwartung erwähnt wird. Anfänglich waren wir auch ein wenig verwirrt. Aber laut der modernen Wissenschaft ist ein höheres Bildungsniveau mit einer besseren Sterblichkeitsrate verbunden.

In einem Artikel auf der Time-Website wurde aufgedeckt, dass eine Studie des National Center for Health Statistics der CDC aus dem Jahr 2012 zeigte, dass Menschen mit einem Bachelor-Abschluss (oder höher) eine höhere Lebenserwartung hatten (Sifferlin, 2014). Hochgebildete Menschen lebten etwa 9 Jahre länger als diejenigen, die nicht über die High School hinaus studiert hatten. Auch ein Gesundheitsökonom der RAND Corporation untermauerte diese Theorie im selben Artikel.

Ein Aspekt mag sein, dass bessere Bildung zu einem größeren Bewusstsein für Gesundheitsfragen führt. In der Vergangenheit waren die Menschen nicht in der Lage, sich um ihr persönliches Wohlbefinden zu kümmern, da sie nicht viel über die Funktionsweise des menschlichen Körpers wussten. Dies hat sich durch moderne technologische Möglichkeiten wie das Internet und virtuelle Konsultationen stark verändert.

Die weltweite Alphabetisierungsrate liegt heute bei über 85 %, während sie in der Vergangenheit noch recht niedrig war. Dies spiegelt sich auch deutlich in der Lebenserwartung wider. Die Menschen achten generell viel mehr auf ihre Gesundheit.

Ein weiterer Aspekt kann sein, dass die Übung, die das akademische Studium von Ihrem Gehirn verlangt, gut für Ihre geistige Gesundheit sein kann. Die Aktivität bietet einige dringend benötigte geistige Stimulation. Lernen Sie also weiterhin neue Fähigkeiten, um gesund zu bleiben und die Chancen auf Langlebigkeit zu verbessern.

Beschäftigt bleiben

Insgeheim wünschen wir uns alle, all die monotonen täglichen Aufgaben hinter uns zu lassen und in die Berge zu fahren. Manchmal werden Arbeit und persönliche Verpflichtungen so überwältigend, dass wir am liebsten den ganzen Tag im Bett bleiben und gar nichts tun würden. Diesem Drang hin und wieder nachzugeben ist verständlich, aber diese faule Herangehensweise generell im Leben anzunehmen ist keine gute Idee.

Dass Pandas als faule Tiere bekannt sind, ist Ihnen vielleicht bekannt. Aber wussten Sie auch, dass sie eine durchschnittliche Lebenserwartung von etwa 20 bis 30 Jahren haben? Wenn ja, haben Sie jemals versucht, eine Verbindung zwischen diesen beiden Fakten herzustellen?

Was wir damit sagen wollen, ist, dass nur faulenzen nicht hilfreich ist in Bezug auf die Langlebigkeit. Der oben erwähnte Artikel (auf der Website von Time) empfiehlt auch, produktiv zu bleiben. Wer hart arbeitet, bleibt tendenziell gesünder und lebt auch länger.

Ein kompletter "Ruhestand" kann also auch nicht förderlich sein. Gönnen Sie Ihrem Körper die Ruhe, die er braucht, aber gehen Sie weiterhin an Ihre Grenzen, um etwas zu tun, das Sie auf Trab hält. Etwas zu tun zu haben, macht es weniger wahrscheinlich, dass Sie sich den Wehwehchen des Alters hingeben.

WAS ANDERS FUNKTION-
IERT ALS WISSENSCHAFT-
LICHE METHODEN

Im vorigen Kapitel haben wir rein wissenschaftliche Methoden besprochen, die na-
chweislich die Lebenserwartung erhöhen. Es
gibt aber auch einige allgemeine Tipps, die
wir uns gegenseitig weitergeben können und
die helfen können, die Lebensqualität zu
verbessern. Wenn Sie besser leben, erhöhen
Sie automatisch auch Ihre Chancen, ein
längeres Leben zu haben.

In diesem Kapitel wollen wir über die
"Wohlfühl"-Faktoren sprechen, die Sie gesund halten und die sich als hilfreich für eine
Verlängerung der Lebensspanne erweisen
können. Betrachten Sie dies eher als ein
Gespräch von Herz zu Herz, wenn es darum
geht, wie man geistigen und körperlichen
Stress abbauen kann. Da Stress oft die
Hauptursache für die meisten Gesund-
heitsprobleme ist, würde dies definitiv dabei
helfen, fit zu bleiben.

Natürlich planen wir, auch die wissenschaftlichen Effekte dieser Methoden zu teilen. Aber wir behaupten nicht, dass diese Tipps wissenschaftlich untermauert sind, um die Lebenserwartung sicher zu erhöhen. Vielmehr handelt es sich (im Gegensatz zum vorherigen Kapitel) um bloße Vorschläge, die auf den Erfahrungen der meisten gesunden, erfolgreichen und zufriedenen Menschen basieren.

Psychische Gesundheit

Die meiste Zeit unseres Erwachsenenlebens verbringen wir damit, uns um Arbeit und persönliche Verpflichtungen zu kümmern. Unsere Verpflichtungen nehmen unseren Tagesablauf komplett in Anspruch. Es bleibt wenig Zeit, Dinge zu tun, die uns Freude und Entspannung bringen.

Manche Menschen müssen mehr als 12 Stunden am Tag arbeiten, um ihre finanziellen Bedürfnisse zu erfüllen. Manche haben einen Patienten, um den sie sich kümmern müssen, wenn sie nach Hause kommen. Was auch immer der Fall ist, unser tägliches Leben besteht nur aus dem Jonglieren zwischen verschiedenen stressigen Aufgaben, eine nach der anderen.

Auf lange Sicht fordert dies einen Tribut für unsere psychische Gesundheit. Probleme wie Angstzustände und Depressionen entstehen, weil wir unser geistiges und emotionales Wohlbefinden viel zu lange vernachlässigt haben.

Was zu tun ist, wenn Sie solche Zustände entwickeln, ist allein Sache der medizinischen

Wissenschaft, sich damit zu befassen. Aber ein proaktiver Ansatz wäre es, immer wieder kleine Dinge zu tun, die Sie nicht an diesen Punkt gelangen lassen. Es gibt keine Garantie dafür, dass Sie nicht mit stressigen Situationen konfrontiert werden, aber wenn Sie geistig entspannt sind, gibt es eine bessere Chance, mit allem auf eine gesunde Weise umzugehen.

Meditation

Wenn man in einem überfüllten Raum festsitzt, fühlt man sich extrem erdrückt. In dem Moment, in dem Sie ins Freie treten, atmen Sie auf. Die frische Luft ist eine willkommene Abwechslung für Ihren Geist und Körper.

In ähnlicher Weise führen all die Sorgen, die sich in Ihrem Gehirn auftürmen, dazu, dass es sich erstickt fühlt. Jeden Tag ein paar Momente der Ruhe zu haben, kann Wunder für die geistige Gesundheit bewirken. Man muss alle Gedanken und Ängste loslassen und den Geist für eine Weile entspannen lassen.

Es gibt ein paar Möglichkeiten, dies zu tun. Meditation erfordert kein Hardcore-Training oder eine technische Methode. Es geht einfach darum, zu lernen, seine Nerven zu beruhigen, indem man sich auf ein einziges Objekt oder einen Gedanken konzentriert.

Wenn Sie einige Grundkenntnisse über Yoga haben, würden Sie wissen, dass es von Ihnen verlangt, Ihre Atmung zu regulieren, wenn Sie meditieren. In ähnlicher Weise versuchen viele Heiler und Psychotherapeuten, Ihre

Ängste durch tiefe Atemzüge zu lindern. Die Wissenschaft hat eine Erklärung dafür, warum dies hilft.

Es gibt eine starke Verbindung zwischen Ihrer Atmung und dem Nervensystem. Konzentriertes Atmen kann Ihren Geist und Körper entspannen und so Ihre Gesundheit verbessern. Betrachten Sie Meditation als Aussteigen aus dem Verkehrsgetümmel (d.h. den unzähligen Gedanken in Ihrem Gehirn), um am Straßenrand ein wenig zu atmen (d.h. die wenigen Momente tiefer Konzentration).

Einige Zeit in einem ruhigen Raum zu verbringen, weg von all dem Trubel, erfrischt Ihren Geist und verbessert Ihre Produktivität. Es steigert Ihre geistige und körperliche Leistungsfähigkeit. Folglich fühlen Sie sich glücklicher und leben tendenziell auch länger.

Soziales Leben

Es gibt einen besonderen Grund dafür, das soziale Leben unter der Überschrift der psychischen Gesundheit zu erwähnen. Die meisten Menschen mit Depressionen oder ähnlichen Gesundheitsproblemen fühlen sich extrem einsam. Sie haben entweder das Gefühl, dass sie niemanden haben oder dass niemand sie versteht.

Bevor wir diesen Punkt erreichen (oder versuchen, von ihm zurückzukommen), sollten wir uns mit der richtigen Art von Menschen umgeben. Die Qualität der Gesellschaft, die Sie haben, spielt eine große Rolle für Ihr geistiges Wohlbefinden. Jemand mag ein paar Freunde haben und sich zufrieden fühlen, während der riesige soziale Kreis eines anderen seinem Leben wenig oder gar keinen Wert hinzufügt.

Um Ihre geistige Gesundheit zu priorisieren, schneiden Sie alle toxischen Verbindungen aus Ihrem Leben ab. Ihr Wachstum hängt von wohlmeinenden Freunden ab, nicht von denen, die Stress und Ängste verursachen. Befreunden Sie sich mit Menschen, die gesunde Diskussionen fördern und Sie in der Zeit der Not gut beraten.

Gleichzeitig sollten Sie sich nicht so sehr in Ihre Routineaufgaben vertiefen, dass Sie die Geselligkeit völlig vergessen. Unterhaltung ist auch ein wichtiger Aspekt des Lebens. Ein herzhaftes Lachen mit Ihren Freunden kann

Ihnen helfen, länger zu leben, nicht die Angst davor, was beim nächsten Geschäftstreffen passieren könnte.

Musik

Musik hat eine tiefgreifende Wirkung auf unseren Körper. Ohne viel nachzudenken, beginnen unsere Gliedmaßen zu schwingen, wenn eine sanfte Melodie gespielt wird. Unser Herzschlag folgt dem Rhythmus, beschleunigt sich, wenn der Takt schnell ist und verlangsamt sich, wenn er sanft ist.

Sie brauchen keine Wissenschaft, um zu wissen, wie das Erleben von Musik Sie fühlen lässt. Sie können es in Ihrer Seele und Ihrem Körper spüren. Diese Art der Entspannung ist extrem gut für Ihre langfristige Gesundheit.

Musik ist heutzutage für die meisten Menschen die beliebteste Entspannungsmethode. Das mag daran liegen, dass es einfach ist, unterwegs Musik zu hören, während andere Hobbys oder Entspannungsmethoden viel Zeit und Mühe erfordern. Außerdem macht Musik die Stimmung heiter und hilft Ihnen, produktiver durch den

Tag zu kommen.

Wenn Sie also einige Zeit Ihres Tages der Musik widmen, könnte dies dazu beitragen, dass Sie länger leben. Manche Menschen spielen sogar leichte Musik, um leichter einzuschlafen. Sie hat eine beruhigende Wirkung auf Ihren Geist und Körper.

Umwelt

Die Natur hat eine heilende Qualität an sich. Wir sind so sehr daran gewöhnt, in Beton-Dschungeln zu leben, dass uns die Nahrung, die sie bietet, vorenthalten wird. Die Sonne, die frische Luft und die natürliche Umgebung sind extrem gut für Ihren Geist und Körper.

Die Demografie spielt eine wichtige Rolle bei der Entscheidung über die Lebensspanne eines Menschen. Sie können feststellen, dass Menschen, die in bestimmten Teilen der Welt leben, länger leben als die anderen. Verschiedene Faktoren tragen dazu bei.

Zum Beispiel die Küche dieser bestimmten Gegend, die Umgebung, die klimatischen

Bedingungen usw. Sie können die Bedingungen, in denen Sie aufgewachsen sind, nicht ändern. Aber Sie können versuchen, einige gesündere Lebensstil-Entscheidungen aus den Gebieten zu übernehmen, die für eine längere Lebenserwartung bekannt sind.

Die Umwelt, in der die meisten von uns heute leben, ist alles andere als natürlich. Die städtischen Siedlungen gehen nicht auf die Bedürfnisse unseres Geistes und Körpers ein wie ein unberührter Lebensraum. Stellen Sie sich vor, wie weit wir uns von der Natur entfernt haben, dass wir heute einen elektronischen Luftreiniger in unseren Häusern brauchen.

Es wäre zu idealistisch, zu hoffen, dass wir in der Zeit zurückgehen und die guten Teile der Natur bewahren können. Es ist klar, dass wir in der Zukunft auf eine stärker vom Menschen geprägte Umwelt zusteuern. Es würde mehr Gebäude und Verkehr geben und weniger Grün und Vögel.

Aber wir können etwas tun, um uns mit der Natur in unseren individuellen Fähigkeiten zu verbinden. Ein gelegentlicher Rückzug an einen landschaftlich reizvollen Ort hilft sehr bei der Erfrischung von Geist und Körper. Solche Ausflüge machen Sie produktiver, wenn Sie zurückkommen.

Langfristig führt diese Art der Pflege Ihrer mentalen und emotionalen Gesundheit auch zu einer längeren Lebenserwartung. Wenn Sie zum Beispiel nur eine schöne Pflanze an Ihrem Arbeitsplatz haben, fühlen Sie sich viel besser. Sie können dieser künstlichen Umgebung einige natürliche Elemente hinzufügen, um Ihre Chancen auf Langlebigkeit zu verbessern.

SCHLUSSFOLGERUNGEN

Vielleicht erinnern Sie sich an den ersten Gedanken, den wir am Anfang dieses Textes geteilt haben. Das mittlere Alter ist in der Tat aus einer Reihe von Gründen eine heikle Zeit. Aber das gilt auch für jeden anderen Prozess.

Wenn Sie zum Beispiel Lehrer sind, neigen Sie dazu, Ihren Vortrag im Voraus zu planen. Sie wissen, wie Sie das Thema beginnen und wie Sie es beenden werden, aber was dazwischen passiert, entzieht sich Ihrer Kontrolle. Die Schüler könnten Ihnen unerwartete Fragen stellen, es könnte eine Störung geben oder aus welchem Grund auch immer, die Stunde könnte nicht genau wie geplant verlaufen.

Oder stellen Sie sich vor, Sie nehmen an einer geschäftlichen Besprechung teil. Das Meeting fängt ganz angenehm an, aber in der Mitte der Diskussion schlägt die Langeweile zu. Oder irgendetwas löst Ihre Ängste aus und all die "Was-wäre-wenns" beginnen sich einzuschleichen.

Wir können noch viele weitere Beispiele ähnlicher Art aufzählen. Der Punkt ist, dass

Sie in der Mitte jeder Reise von Herausforderungen erschüttert werden. In jedem neuen Lebensabschnitt wird es alle Arten von Prüfungen und Problemen geben, mit denen Sie früher vielleicht nicht konfrontiert wurden.

Ruhig zu bleiben und all das Wissen anzuwenden, das man im Laufe der Jahre angesammelt hat, ist das Beste, was man in solchen Situationen tun kann. Idealerweise sollte man während der Jugendzeit so viel Zeit wie möglich damit verbringen, Wissen, Weisheit und Erfahrung für die Zukunft zu sammeln. Auch in den späteren Jahren ist es eine gute Idee, sein Wissen zu erweitern und sich für die Herausforderungen besser zu wappnen. Schließlich sollte die Idee, etwas Neues zu lernen, nie "zu spät" erscheinen.

Aber all dieses Wissen wäre von geringem Nutzen, wenn es nicht in praktische Schritte und Handlungen umgesetzt wird. Sie müssen dafür sorgen, dass Sie Ihre ganze Energie in positive Schritte lenken, die Ihr Leben verbessern und aufwerten. Verständlicherweise wird dies auch dazu beitragen, dass Sie stressfrei bleiben und länger leben.

Dieses Buch ist ein Versuch, all solche positiven Schritte hervorzuheben, die Sie unternehmen können, um Ihre Sorgen über Ihre zu erwartende Lebenszeit zu minimieren. Wie wir bereits im Text erwähnt haben, schafft die Wissenschaft neue Möglichkeiten für uns. Nun liegt es ganz an uns, ob wir untätig herumsitzen und uns Sorgen um die Zukunft machen wollen oder die Dinge selbst in die Hand nehmen und den Rat der Wissenschaftler befolgen.

Wir hoffen, dass dieser Text sich als hilfreich erweist, um seinen Zweck zu erfüllen. Für die Leser, die vorher nicht mit dem Konzept der Langlebigkeit vertraut waren, wird er definitiv den richtigen Ton setzen, indem er das Konzept angemessen erklärt. Wenn Sie die im Text besprochenen gesunden Lebensweisen befolgen, können Sie sich auf jeden Fall besser in Ihrem Leben fühlen und auch geistig, körperlich und emotional gesünder sein.

REFERENZEN

Kann Kaffee Ihnen helfen, länger zu leben? (2012, September). Abgerufen am 14. Oktober 2020, von https://www.health.harvard.edu/staying-healthy/can-coffee-help-you-live-longer

Corliss, J. (2013, November 21). Essen von Nüssen mit gesünderem, längerem Leben verbunden. Abgerufen am 13. Oktober 2020, von https://www.health.harvard.edu/blog/eating-nuts-linked-to-healthier-longer-life-201311206893

Desjardins, J. (2020, 19. Mai). Die globale Lebenserwartung ist in den letzten 65 Jahren gestiegen - diese Animation zeigt es in nur 13 Sekunden. Abgerufen am 20. Oktober 2020, von https://www.weforum.org/agenda/2020/05/worlds-rise-life-expectancy-medicine-health/

Franck, T. (2019, Mai 09). Menschliche Lebensspanne könnte dank Medizintechnik bald 100 Jahre überschreiten, sagt BofA. Abgerufen am 10. Oktober 2020, von https://www.cnbc.com/2019/05/08/techsnext-big-disruption-could-be-delaying-death.html

Griffin, A. (2016, Oktober 07). Medizinische Fortschritte erhöhen die Lebenserwartung, führen aber dazu, dass die Menschen weit mehr Zeit ihres Lebens krank sind. Abgerufen am 09. Oktober 2020, von https://www.independent.co.uk/news/science/life-expectancy-average-healthy-lancet-diseases-when-will-i-die-a7349826.html

Gunnars, K. (2019, 10. Januar). Coffee and Longevity: Do Coffee Drinkers Live Longer? Abgerufen am 14. Oktober 2020, von https://www.healthline.com/nutrition/how-coffee-makes-you-live-longer

Hewlings, S. J., & Kalman, D. S. (2017, October 22). Curcumin: A Review of Its Effects on Human Health. Abgerufen am 13. Oktober 2020, von https://www.ncbi.nlm.nih.gov/pmc/articles/PMC5664031/

Lebenserwartung hängt mit Schlaf zusammen. (2010, 5. Mai). Abgerufen am 20. Oktober 2020, von https://www.nhs.uk/news/lifestyle-andexercise/lifespan-linked-to-sleep/

Matteo, A. (2016, 19. Dezember). Knoblauch: The Key to a Long Life? (982234291 760644388 K. J. Kelly, Ed.). Abgerufen am 13. Oktober 2020, von https://learningenglish.voanews.com/a/health-and-lifestyle-garlic-key-to-living-longer/3628672.html.

Die maximale Lebenserwartung des Menschen ist bereits erreicht. (2016, 05. Oktober). Abgerufen am 09. Oktober 2020, von https://www.sciencedaily.com/releases/2016/10/161005132823.htm

Wege, die die Lebensspanne um 500 Prozent verlängern, identifiziert. (2020, Januar 08). Abgerufen am 10. Oktober 2020, von https://www.sciencedaily.com/releases/2020/01/200108160338.htm

Petre, A. (2019, April 08). 13 Gewohnheiten, die mit einem langen Leben verbunden sind (von der Wissenschaft unterstützt). Abgerufen am 12. Oktober 2020, von https://www.healthline.com/nutrition/13-habits-linked-to-a-long-life

Ryding, S. (2019, November 21). Verkürzt

rotes Fleisch die Lebenserwartung? Abgerufen am 15. Oktober 2020, von https://www.news-medical.net/health/Does-Red-Meat-Shorten-Lifespan.aspx

Shmerling, R. H. (2018, August 08). Sortierung der gesundheitlichen Auswirkungen von Alkohol. Abgerufen am 15. Oktober 2020, von https://www.health.harvard.edu/blog/sorting-out-the-health-effects-of-alcohol-2018080614427

Sifferlin, A. (2014, 30. April). Wissenschaftlich untermauerte Geheimnisse der Langlebigkeit. Abgerufen am 20. Oktober 2020, von https://time.com/81573/how-to-live-longer/

Tabakbedingte Sterblichkeit. (2020, 28. April). Abgerufen am 14. Oktober 2020, von https://www.cdc.gov/tobacco/data_statistics/fact_sheets/health_effects/tobacco_related_mortality/index.htm

WEITERE BÜCHER VON SOFIE BAKKEN

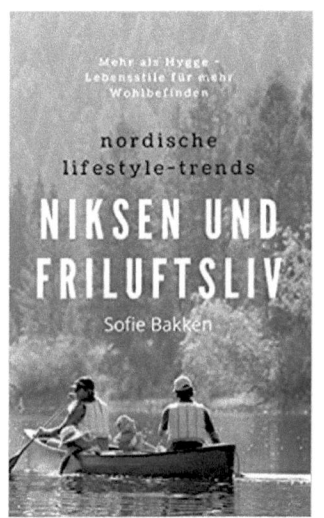
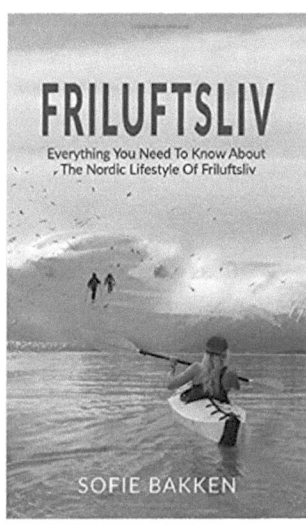

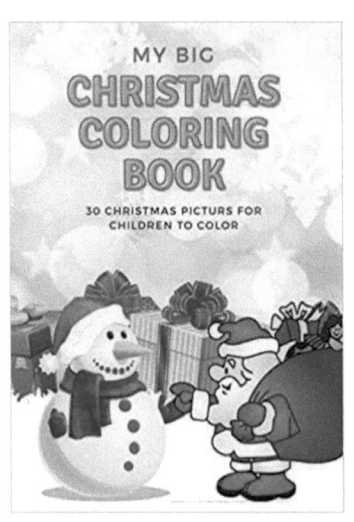

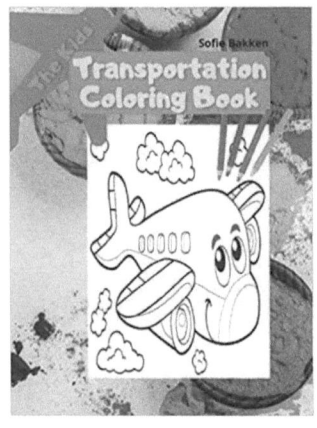

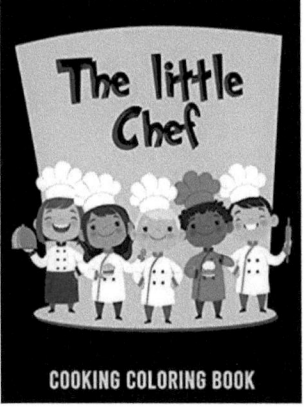

ÜBER SOFIE BAKKEN

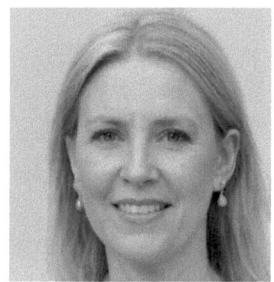 Sofie ist verheiratet und hat zwei Kinder. Sie lebt mit ihrer Familie in Europa. In den letzten Jahren hat sie sich mehr und mehr dafür interessiert, ihr Leben zu entstressen und ihre Lebensqualität zu verbessern. Sie stolperte über einige europäische, nordische Lebensstile, die sie gründlich untersuchte. Ihre Studien führten sie auch zu dem Thema Langlebigkeit. Sie genießt ihre Familie, die Natur sowie das Kochen und Malen.